BOOK CONTENTS

90   Pages Of Blank Recipe Sheets

3   Pages Of Blank Weight Charts

6   Pages Of Blank Meal Planners

7   Pages Of Note Paper

NAME..

DATE..

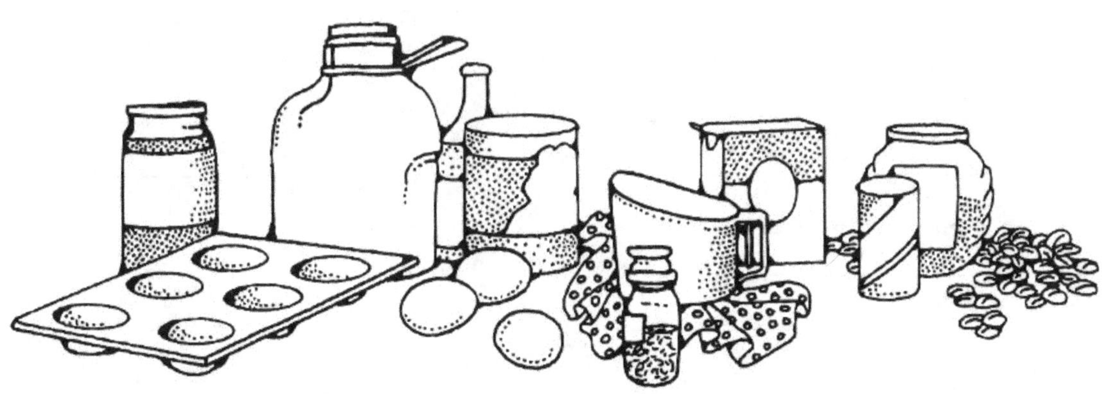

Recipe: _______________________________

Serving: _______________   Prep Time: _______________

Cook Time: _______________   Temperature: _______________

Calorie Details: _______________________________

Notes: _______________________________

Ingredients: Methods:

Recipe: _______________________________________

Serving: _______________   Prep Time: _______________

Cook Time: _______________   Temperature: _______________

Calorie Details: _______________________________________

Notes: _______________________________________

Ingredients: Methods:

Recipe: ______________________________

Serving: ______________   Prep Time: ______________

Cook Time: ______________   Temperature: ______________

Calorie Details: ______________________________

Notes: ______________________________

Ingredients:

____

____

____

____

____

____

____

____

____

____

____

____

____

____

Methods:

____

____

____

____

____

____

____

____

____

____

____

____

____

____

Recipe:

Serving: Prep Time:

Cook Time: Temperature:

Calorie Details:

Notes:

Ingredients: Methods:

Recipe:

Serving: Prep Time:

Cook Time: Temperature:

Calorie Details:

Notes:

Ingredients: Methods:

Recipe: ___________________

Serving: _______________   Prep Time: _______________

Cook Time: _______________   Temperature: _______________

Calorie Details: _______________

Notes: _______________

Ingredients:

____
____
____
____
____
____
____
____
____
____
____
____
____
____
____
____

Methods:

____
____
____
____
____
____
____
____
____
____
____
____
____
____
____
____

Recipe:

Serving: Prep Time:

Cook Time: Temperature:

Calorie Details:

Notes:

Ingredients: Methods:

Recipe: _______________________

Serving: _______________   Prep Time: _______________

Cook Time: _______________   Temperature: _______________

Calorie Details: _______________

Notes: _______________

Ingredients: Methods:

Recipe:

Serving: Prep Time:

Cook Time: Temperature:

Calorie Details:

Notes:

Ingredients: Methods:

Recipe:

Serving: Prep Time:

Cook Time: Temperature:

Calorie Details:

Notes:

Ingredients: Methods:

Recipe: ___________________________

Serving: ____________________   Prep Time: ____________________

Cook Time: ____________________   Temperature: ____________________

Calorie Details: ___________________________

Notes: ___________________________

Ingredients:

____

Methods:

____

Recipe: _______________________________________

Serving: ______________   Prep Time: ______________

Cook Time: ______________   Temperature: ______________

Calorie Details: ______________________________________

Notes: ______________________________________

Ingredients: Methods:

Recipe: ____

Serving: _______________________   Prep Time: _______________________

Cook Time: _____________________   Temperature: _____________________

Calorie Details: ____

Notes: ____

Ingredients:

____

____

____

____

____

____

____

____

____

____

____

____

____

____

____

Methods:

____

____

____

____

____

____

____

____

____

____

____

____

____

____

Recipe:

Serving:

Prep Time:

Cook Time:

Temperature:

Calorie Details:

Notes:

Ingredients:

Methods:

Recipe:

Serving:

Prep Time:

Cook Time:

Temperature:

Calorie Details:

Notes:

Ingredients:

Methods:

Recipe: ____

Serving: ________________   Prep Time: ________________

Cook Time: ________________   Temperature: ________________

Calorie Details: ____

Notes: ____

Ingredients: Methods:

Recipe:

Serving:

Prep Time:

Cook Time:

Temperature:

Calorie Details:

Notes:

Ingredients:

Methods:

Recipe:

Serving: Prep Time:

Cook Time: Temperature:

Calorie Details:

Notes:

Ingredients: Methods:

Recipe:

Serving:

Prep Time:

Cook Time:

Temperature:

Calorie Details:

Notes:

Ingredients:

Methods:

Recipe: ____

Serving: ____________________   Prep Time: ____________________

Cook Time: ____________________   Temperature: ____________________

Calorie Details: ____

Notes: ____

Ingredients:

____
____
____
____
____
____
____
____
____
____
____
____
____

Methods:

____
____
____
____
____
____
____
____
____
____
____
____
____

Recipe:

Serving: Prep Time:

Cook Time: Temperature:

Calorie Details:

Notes:

Ingredients: Methods:

Recipe:

Serving: Prep Time:

Cook Time: Temperature:

Calorie Details:

Notes:

Ingredients: Methods:

Recipe:

Serving: Prep Time:

Cook Time: Temperature:

Calorie Details:

Notes:

Ingredients: Methods:

Recipe: _______________________________

Serving: ___________________   Prep Time: ___________________

Cook Time: _________________   Temperature: _________________

Calorie Details: ____

Notes: ____

Ingredients: Methods:

_______________________   _______________________
_______________________   _______________________
_______________________   _______________________
_______________________   _______________________
_______________________   _______________________
_______________________   _______________________
_______________________   _______________________
_______________________   _______________________
_______________________   _______________________
_______________________   _______________________
_______________________   _______________________
_______________________   _______________________
_______________________   _______________________
_______________________   _______________________
_______________________   _______________________
_______________________   _______________________

Recipe:

Serving: Prep Time:

Cook Time: Temperature:

Calorie Details:

Notes:

Ingredients: Methods:

Recipe:

Serving: ___________   Prep Time: ___________

Cook Time: ___________   Temperature: ___________

Calorie Details: ___________

Notes: ___________

Ingredients:

Methods:

Recipe: ___________________________________

Serving: _______________   Prep Time: _______________

Cook Time: _______________   Temperature: _______________

Calorie Details: ___________________________________

Notes: ___________________________________

Ingredients: Methods:

Recipe: _______________________________________

Serving: _______________   Prep Time: _______________

Cook Time: _______________   Temperature: _______________

Calorie Details: _______________________________________

Notes: _______________________________________

Ingredients: Methods:

_______________________   _______________________
_______________________   _______________________
_______________________   _______________________
_______________________   _______________________
_______________________   _______________________
_______________________   _______________________
_______________________   _______________________
_______________________   _______________________
_______________________   _______________________
_______________________   _______________________
_______________________   _______________________
_______________________   _______________________
_______________________   _______________________
_______________________   _______________________
_______________________   _______________________
_______________________   _______________________

Recipe: ____

Serving: _______________   Prep Time: _______________

Cook Time: _______________   Temperature: _______________

Calorie Details: ____

Notes: ____

Ingredients:

____

____

____

____

____

____

____

____

____

____

____

____

____

____

Methods:

____

____

____

____

____

____

____

____

____

____

____

____

____

____

Recipe:

Serving: ______________________ Prep Time: ______________________

Cook Time: ____________________ Temperature: ____________________

Calorie Details: ____

Notes: ____

Ingredients:

Methods:

Recipe:

Serving: Prep Time:

Cook Time: Temperature:

Calorie Details:

Notes:

Ingredients: Methods:

Recipe:

Serving:

Prep Time:

Cook Time:

Temperature:

Calorie Details:

Notes:

Ingredients:

Methods:

Recipe:

Serving: Prep Time:

Cook Time: Temperature:

Calorie Details:

Notes:

Ingredients: Methods:

Recipe:

Serving:

Prep Time:

Cook Time:

Temperature:

Calorie Details:

Notes:

Ingredients:

Methods:

Recipe: ______________________________

Serving: __________________   Prep Time: __________________

Cook Time: __________________   Temperature: __________________

Calorie Details: ______________________________

Notes: ______________________________

Ingredients:

____
____
____
____
____
____
____
____
____
____
____
____
____

Methods:

____
____
____
____
____
____
____
____
____
____
____
____
____

Recipe:

Serving:

Prep Time:

Cook Time:

Temperature:

Calorie Details:

Notes:

Ingredients:

Methods:

Recipe: ____

Serving: _______________   Prep Time: _______________

Cook Time: _______________   Temperature: _______________

Calorie Details: _______________________________________

Notes: ____

Ingredients: Methods:

Recipe:

Serving: Prep Time:

Cook Time: Temperature:

Calorie Details:

Notes:

Ingredients: Methods:

Recipe:

Serving: Prep Time:

Cook Time: Temperature:

Calorie Details:

Notes:

Ingredients: Methods:

Recipe:

Serving:

Prep Time:

Cook Time:

Temperature:

Calorie Details:

Notes:

Ingredients:

Methods:

Recipe: ___________________________

Serving: _______________   Prep Time: _______________

Cook Time: _______________   Temperature: _______________

Calorie Details: _______________

Notes: _______________

Ingredients:

____
____
____
____
____
____
____
____
____
____
____
____
____
____

Methods:

____
____
____
____
____
____
____
____
____
____
____
____
____
____

Recipe: ____

Serving: ______________   Prep Time: ______________

Cook Time: ______________   Temperature: ______________

Calorie Details: ____

Notes: ____

Ingredients:

________________________________   Methods:

________________________________   ________________________________

________________________________   ________________________________

________________________________   ________________________________

________________________________   ________________________________

________________________________   ________________________________

________________________________   ________________________________

________________________________   ________________________________

________________________________   ________________________________

________________________________   ________________________________

________________________________   ________________________________

________________________________   ________________________________

________________________________   ________________________________

________________________________   ________________________________

Recipe: _______________________________

Serving: _____________   Prep Time: _____________

Cook Time: _____________   Temperature: _____________

Calorie Details: _______________________________

Notes: _______________________________

Ingredients:

____

____

____

____

____

____

____

____

____

____

____

____

____

____

____

Methods:

____

____

____

____

____

____

____

____

____

____

____

____

____

____

Recipe:

Serving:

Prep Time:

Cook Time:

Temperature:

Calorie Details:

Notes:

Ingredients:

Methods:

Recipe:

Serving: Prep Time:

Cook Time: Temperature:

Calorie Details:

Notes:

Ingredients: Methods:

Recipe: _______________________________

Serving: _______________   Prep Time: _______________

Cook Time: _______________   Temperature: _______________

Calorie Details: _______________________________

Notes: _______________________________

Ingredients:

____

____

____

____

____

____

____

____

____

____

____

____

____

____

____

____

Methods:

____

____

____

____

____

____

____

____

____

____

____

____

____

____

____

____

Recipe:

Serving:

Prep Time:

Cook Time:

Temperature:

Calorie Details:

Notes:

Ingredients:

Methods:

Recipe: _______________________________

Serving: ___________   Prep Time: ___________

Cook Time: ___________   Temperature: ___________

Calorie Details: _______________________________

Notes: _______________________________

Ingredients: Methods:
_______________________   _______________________
_______________________   _______________________
_______________________   _______________________
_______________________   _______________________
_______________________   _______________________
_______________________   _______________________
_______________________   _______________________
_______________________   _______________________
_______________________   _______________________
_______________________   _______________________
_______________________   _______________________
_______________________   _______________________
_______________________   _______________________
_______________________   _______________________
_______________________   _______________________

Recipe: _______________________________

Serving: ___________   Prep Time: ___________

Cook Time: ___________   Temperature: ___________

Calorie Details: _______________________________

Notes: _______________________________

Ingredients: Methods:

Recipe: ____

Serving: _______________   Prep Time: _______________

Cook Time: _______________   Temperature: _______________

Calorie Details: _______________________________________

Notes: ____

Ingredients: Methods:

Recipe: _______________________

Serving: _______________ Prep Time: _______________

Cook Time: _______________ Temperature: _______________

Calorie Details: _______________

Notes: _______________

Ingredients:

Methods:

Recipe:

Serving: Prep Time:

Cook Time: Temperature:

Calorie Details:

Notes:

Ingredients: Methods:

Recipe: _______________________________

Serving: _______________   Prep Time: _______________

Cook Time: _______________   Temperature: _______________

Calorie Details: _______________________________

Notes: _______________________________

Ingredients:

____
____
____
____
____
____
____
____
____
____
____
____
____

Methods:

____
____
____
____
____
____
____
____
____
____
____
____
____

Recipe: ___________________________

Serving: _______________   Prep Time: _______________

Cook Time: _______________   Temperature: _______________

Calorie Details: _______________________________

Notes: _______________________________

Ingredients:

____

____

____

____

____

____

____

____

____

____

____

____

____

____

____

____

____

Methods:

____

____

____

____

____

____

____

____

____

____

____

____

____

____

____

____

____

Recipe: _______________________________

Serving: _______________   Prep Time: _______________

Cook Time: _______________   Temperature: _______________

Calorie Details: _______________________________

Notes: _______________________________

Ingredients: Methods:

Recipe: _______________________________

Serving: _______________   Prep Time: _______________

Cook Time: _______________   Temperature: _______________

Calorie Details: _______________________________

Notes: _______________________________

Ingredients:

____

____

____

____

____

____

____

____

____

____

____

____

____

____

____

Methods:

____

____

____

____

____

____

____

____

____

____

____

____

____

____

Recipe:

Serving: Prep Time:

Cook Time: Temperature:

Calorie Details:

Notes:

Ingredients: Methods:

Recipe: ___________________________

Serving: _______________   Prep Time: _______________

Cook Time: _______________   Temperature: _______________

Calorie Details: ___________________________

Notes: ___________________________

Ingredients:

____
____
____
____
____
____
____
____
____
____
____
____
____

Methods:

____
____
____
____
____
____
____
____
____
____
____
____
____

Recipe:

Serving: Prep Time:

Cook Time: Temperature:

Calorie Details:

Notes:

Ingredients: Methods:

Recipe:

Serving: _______________________ Prep Time: _______________________

Cook Time: _______________________ Temperature: _______________________

Calorie Details: _______________________

Notes: _______________________

Ingredients:

____
____
____
____
____
____
____
____
____
____
____
____
____
____
____

Methods:

____
____
____
____
____
____
____
____
____
____
____
____
____
____
____

Recipe:

Serving:

Prep Time:

Cook Time:

Temperature:

Calorie Details:

Notes:

Ingredients:

Methods:

Recipe: ___________________________

Serving: _______________   Prep Time: _______________

Cook Time: _______________   Temperature: _______________

Calorie Details: ___________________________

Notes: ___________________________

Ingredients:

____
____
____
____
____
____
____
____
____
____
____
____
____
____

Methods:

____
____
____
____
____
____
____
____
____
____
____
____
____
____

Recipe:

Serving: Prep Time:

Cook Time: Temperature:

Calorie Details:

Notes:

Ingredients: Methods:

Recipe:

Serving: Prep Time:

Cook Time: Temperature:

Calorie Details:

Notes:

Ingredients: Methods:

Recipe:

Serving:

Prep Time:

Cook Time:

Temperature:

Calorie Details:

Notes:

Ingredients:

Methods:

Recipe: ____

Serving: _________________   Prep Time: _________________

Cook Time: _________________   Temperature: _________________

Calorie Details: ____

Notes: ____

Ingredients: Methods:

___________________________   ___________________________
___________________________   ___________________________
___________________________   ___________________________
___________________________   ___________________________
___________________________   ___________________________
___________________________   ___________________________
___________________________   ___________________________
___________________________   ___________________________
___________________________   ___________________________
___________________________   ___________________________
___________________________   ___________________________
___________________________   ___________________________
___________________________   ___________________________
___________________________   ___________________________
___________________________   ___________________________
___________________________   ___________________________

Recipe:

Serving: Prep Time:

Cook Time: Temperature:

Calorie Details:

Notes:

Ingredients: Methods:

Recipe: ____

Serving: ______________   Prep Time: ______________

Cook Time: ______________   Temperature: ______________

Calorie Details: ____

Notes: ____

Ingredients: Methods:

Recipe: _______________________________

Serving: _______________   Prep Time: _______________

Cook Time: _______________   Temperature: _______________

Calorie Details: _______________________________

Notes: _______________________________

Ingredients:

____

____

____

____

____

____

____

____

____

____

____

____

____

____

Methods:

____

____

____

____

____

____

____

____

____

____

____

____

____

____

Recipe: ____

Serving: _______________   Prep Time: _______________

Cook Time: _______________   Temperature: _______________

Calorie Details: ____

Notes: ____

Ingredients: Methods:
_______________________   _______________________
_______________________   _______________________
_______________________   _______________________
_______________________   _______________________
_______________________   _______________________
_______________________   _______________________
_______________________   _______________________
_______________________   _______________________
_______________________   _______________________
_______________________   _______________________
_______________________   _______________________
_______________________   _______________________
_______________________   _______________________
_______________________   _______________________
_______________________   _______________________
_______________________   _______________________
_______________________   _______________________

Recipe: ____

Serving: _______________   Prep Time: _______________

Cook Time: _______________   Temperature: _______________

Calorie Details: ____

Notes: ____

Ingredients:

____

____

____

____

____

____

____

____

____

____

____

____

____

____

Methods:

____

____

____

____

____

____

____

____

____

____

____

____

____

____

Recipe: _______________________________

Serving: _____________   Prep Time: _____________

Cook Time: _____________   Temperature: _____________

Calorie Details: _____________________________________

Notes: ____

Ingredients: Methods:

Recipe: _______________________________

Serving: _____________   Prep Time: _____________

Cook Time: _____________   Temperature: _____________

Calorie Details: _______________________________

Notes: _______________________________

Ingredients:

____

____

____

____

____

____

____

____

____

____

____

____

____

____

____

____

Methods:

____

____

____

____

____

____

____

____

____

____

____

____

____

____

____

Recipe:

Serving: Prep Time:

Cook Time: Temperature:

Calorie Details:

Notes:

Ingredients: Methods:

Recipe:

Serving: Prep Time:

Cook Time: Temperature:

Calorie Details:

Notes:

Ingredients: Methods:

Recipe:

Serving:

Prep Time:

Cook Time:

Temperature:

Calorie Details:

Notes:

Ingredients:

Methods:

Recipe:

Serving: Prep Time:

Cook Time: Temperature:

Calorie Details:

Notes:

Ingredients: Methods:

Recipe: ____

Serving: ________________   Prep Time: ________________

Cook Time: ______________   Temperature: _____________

Calorie Details: ______________________________________

Notes: ____

Ingredients: Methods:
____________________   ____________________
____________________   ____________________
____________________   ____________________
____________________   ____________________
____________________   ____________________
____________________   ____________________
____________________   ____________________
____________________   ____________________
____________________   ____________________
____________________   ____________________
____________________   ____________________
____________________   ____________________
____________________   ____________________
____________________   ____________________
____________________   ____________________
____________________   ____________________
____________________   ____________________

Recipe:

Serving:

Prep Time:

Cook Time:

Temperature:

Calorie Details:

Notes:

Ingredients:

Methods:

Recipe: ____

Serving: ________________   Prep Time: ________________

Cook Time: ______________   Temperature: ______________

Calorie Details: ______________________________________

Notes: ____

Ingredients: Methods:

Recipe:

Serving: Prep Time:

Cook Time: Temperature:

Calorie Details:

Notes:

Ingredients: Methods:

Recipe: ____

Serving: ________________   Prep Time: ________________

Cook Time: ________________   Temperature: ________________

Calorie Details: ____

Notes: ____

Ingredients: Methods:

Recipe:

Serving: Prep Time:

Cook Time: Temperature:

Calorie Details:

Notes:

Ingredients: Methods:

Recipe:

Serving: Prep Time:

Cook Time: Temperature:

Calorie Details:

Notes:

Ingredients: Methods:

Recipe: ____

Serving: _______________   Prep Time: _______________

Cook Time: _____________   Temperature: _____________

Calorie Details: _______________________________________

Notes: ____

Ingredients: Methods:

_______________________   _______________________
_______________________   _______________________
_______________________   _______________________
_______________________   _______________________
_______________________   _______________________
_______________________   _______________________
_______________________   _______________________
_______________________   _______________________
_______________________   _______________________
_______________________   _______________________
_______________________   _______________________
_______________________   _______________________
_______________________   _______________________
_______________________   _______________________
_______________________   _______________________

Recipe: ____

Serving: ___________________   Prep Time: ___________________

Cook Time: ___________________   Temperature: ___________________

Calorie Details: ____

Notes: ____

Ingredients: Methods:

Recipe:

Serving: Prep Time:

Cook Time: Temperature:

Calorie Details:

Notes:

Ingredients: Methods:

Recipe: _______________________________

Serving: _______________   Prep Time: _______________

Cook Time: _______________   Temperature: _______________

Calorie Details: _______________________________

Notes: _______________________________

Ingredients:

____
____
____
____
____
____
____
____
____
____
____
____
____
____
____
____

Methods:

____
____
____
____
____
____
____
____
____
____
____
____
____
____
____
____

Recipe: ___________________________

Serving: ___________   Prep Time: ___________

Cook Time: ___________   Temperature: ___________

Calorie Details: ___________________________

Notes: ___________________________

Ingredients: Methods:

Recipe:

Serving: Prep Time:

Cook Time: Temperature:

Calorie Details:

Notes:

Ingredients: Methods:

Weigh In Chart

DATE	WEIGHT	LOST	GAINED	GOAL	NOTES

Weigh In Chart

DATE	WEIGHT	LOST	GAINED	GOAL	NOTES

Weigh In Chart

DATE	WEIGHT	LOST	GAINED	GOAL	NOTES

Meal Planner

	Breakfast	Lunch	Dinner	Snacks
MONDAY				
TUESDAY				
WEDNESDAY				
THURSDAY				
FRIDAY				
SATURDAY				
SUNDAY				

Meal Planner

	Breakfast	Lunch	Dinner	Snacks
MONDAY				
TUESDAY				
WEDNESDAY				
THURSDAY				
FRIDAY				
SATURDAY				
SUNDAY				

Meal Planner

	Breakfast	Lunch	Dinner	Snacks
MONDAY				
TUESDAY				
WEDNESDAY				
THURSDAY				
FRIDAY				
SATURDAY				
SUNDAY				

Meal Planner

	Breakfast	Lunch	Dinner	Snacks
MONDAY				
TUESDAY				
WEDNESDAY				
THURSDAY				
FRIDAY				
SATURDAY				
SUNDAY				

Meal Planner

	Breakfast	Lunch	Dinner	Snacks
MONDAY				
TUESDAY				
WEDNESDAY				
THURSDAY				
FRIDAY				
SATURDAY				
SUNDAY				

NOTES

NOTES

NOTES

NOTES

NOTES

NOTES

NOTES